MÉTHODE

D'ASPIRATION

CONTINUE

ET

SES AVANTAGES POUR LA CURE DES GRANDES AMPUTATIONS

Lue à l'Académie des sciences le 4 novembre 1867

PAR

M. LE DR MAISONNEUVE

CHIRURGIEN DE L'HOTEL-DIEU

NOTE

SUR LA

MÉTHODE D'ASPIRATION

CONTINUE

ET SUR

SES AVANTAGES POUR LA CURE DES GRANDES AMPUTATIONS

Lue à l'Académie des sciences le 4 novembre 1867

PAR M. LE Dr MAISONNEUVE

CHIRURGIEN DE L'HOTEL-DIEU

Dans un travail récent que j'ai eu l'honneur de présenter à l'Académie[1], j'exposais :

Que les accidents fébriles si nombreux et si variés qui compliquent le plus grand nombre des blessures, et qui constituent le principal danger des opérations chirurgicales, étaient toujours le résultat d'un empoisonnement.

Je faisais voir comment les liquides exsudés de la surface des plaies, mouraient au contact des corps étrangers ou de l'air extérieur. Comment, ensuite, ils se putréfiaient et devenaient ainsi des poisons redoutables. Je tirais, enfin, cette conclusion, que si l'on pouvait empêcher les liquides morts

---

[1] *Mémoire sur les intoxications chirurgicales.* Décembre 1866.

de se putréfier à la surface des plaies, les plus grandes opérations de la chirurgie, telles par exemple que les amputations des membres pourraient être pratiquées sans compromettre la vie des malades.

Il s'agissait donc de trouver un procédé simple et pratique qui remplît cette indication sinon pour tous les groupes d'opérations, au moins pour quelques-uns des plus dangereux.

Ce procédé, je crois qu'il est trouvé pour le groupe redoutable des amputations des membres.

Il consiste *à soumettre le moignon du membre amputé, à une aspiration continue, laquelle entraîne les liquides sécrétés par la plaie au fur et à mesure qu'ils perdent leurs propriétés vitales, et les transporte dans un récipient avant qu'ils aient eu le temps de se putréfier.*

Voici comment on l'exécute : Après avoir comme d'habitude arrêté l'écoulement du sang, au moyen de la ligature des vaisseaux, on nettoie la plaie avec le plus grand soin, on la lave avec de l'alcool, on l'essuie avec un linge sec, on en rapproche doucement les bords au moyen de quelques bandelettes de diachylon, *en ménageant avec soin des intervalles propres à l'écoulement des liquides;* on applique ensuite une couche de charpie, imbibée de liquides antiputrides tels que l'acide phénique, la teinture d'arnica, le vin aromatique, ou quelque autre substance analogue, puis on maintient le tout avec quelques bandes de linge, imbibées des mêmes liquides.

C'est seulement après ce pansement préliminaire qui n'est guère que le pansement usuel, que l'on procède à l'application de l'appareil *aspirateur.*

Cet appareil se compose : 1° d'une sorte de bonnet de caoutchouc muni d'un tube de même substance ; 2° d'un flacon de quatre ou cinq litres de capacité, muni d'un bouchon percé de deux trous ; 5° d'une pompe aspirante munie aussi d'un tube flexible.

Le moignon d'amputation, enveloppé de son pansement, est d'abord coiffé du manchon de caoutchouc, l'orifice de celui-ci embrasse exactement le pourtour du membre, tandis que l'extrémité de son tube est adapté à l'une des ouvertures du bouchon. A l'autre s'adapte le tuyau de la pompe aspirante, puis on fait agir le piston.

Bientôt l'air contenu dans le flacon est en partie aspiré et chassé. Les liquides du pansement, mêlés à ceux qui suintent de la plaie sont aspirés eux-mêmes et viennent tomber dans le flacon. Le manchon de caoutchouc privé de l'air qu'il contenait s'affaisse et s'applique exactement sur le moignon.

Le poids de l'atmosphère exerçant, par son intermédiaire, une compression puissante, maintient exactement en contact les surfaces divisées en même temps qu'il expulse des profondeurs de la plaie, tous les liquides non organisables.

D'une autre part l'aspiration continue produite par la raréfaction de l'air du flacon exerce sur ces mêmes liquides un appel incessant qui non-seulement empêche leur stagnation dans les pièces du pansement, ce qui serait certainement très-nuisible, mais encore et surtout ne permet pas que ces mêmes liquides morts puissent séjourner dans la profondeur de la plaie, et y devenir en se putréfiant la cause de ces accidents redoutables dont nous avons exposé le mécanisme dans un précédent travail.

Ce n'est pas d'un seul jet que cette méthode d'aspiration, est arrivée au degré de perfection relative où nous la voyons. Dès 1849, à l'hôpital Cochin, nous avions déjà fait quelques tentatives, pour l'introduire dans la pratique chirurgicale. Mais à cette époque, outre que la théorie de l'intoxication n'existait point encore, et que nous n'avions que des idées vagues sur le vrai mécanisme des accidents opératoires, nous n'avions pour l'exécution de la méthode qu'un procédé imparfait.

Nous nous servions bien déjà du manchon de caoutchouc et de la pompe aspiratrice, mais n'ayant point eu l'idée de munir notre appareil d'une capacité intermédiaire, susceptible de maintenir le vide, l'aspiration ne se produisait en réalité qu'au moment où l'opérateur faisait mouvoir le piston..

C'était donc seulement une aspiration intermittente que nous avions réalisée.

Les résultats n'eùrent rien de remarquable, ainsi qu'il est facile de le comprendre, puisque l'aspiration des liquides putréfiables ne s'exécutait que d'une manière incomplète. Aussi, laissant de côté ces tentatives, nous donnâmes à nos recherches une autre direction. Mais, pendant ces recherches, la doctrine de l'intoxication se dégageait de plus en plus dans notre esprit, elle s'y était graduellement élevée au rang de principe fondamental de la chirurgie, et nous étions enfin arrivé à cette certitude, qu'aucun accident fébrile ne peut se manifester après les opérations, tant que les liquides en contact avec les surfaces traumatiques conservent leur vitalité, et tant qu'ils ne sont pas transformés par la putréfaction en substance toxique.

Nous en avions déduit cette conséquence *que, pour prévenir les accidents opératoires, il fallait ou bien empêcher le poison de naître, ou lui fermer des voies par lesquelles il pourrait pénétrer, ou bien enfin en produire l'élimination. (Clinique chirurg.*, préface, p. iij, 1863.)

Armé de notre nouvelle théorie, nous étions déjà parvenu à grouper toute une série de méthodes opératoires antiputrides dons nous faisions la base de notre pratique chirurgicale : opérations sous-cutanées, divulsion, ligature extemporanéc, cautérisation en flèches, pansements alcooliques, irrigation continue, drainage, etc. ; aussi les accidents consécutifs aux opérations étaient-ils devenus pour nous de plus en plus rares.

Une lacune grave cependant existait encore en ce qui concerne les grandes amputations des membres, où la mortalité n'avait subi qu'une diminution insignifiante.

Malgré tous nos efforts et malgré ceux des hommes éminents qui poursuivaient, ainsi que nous, la solution de cet important problème, celui-ci subsistait encore tout entier.

C'était en vain que Bonnet, Pétrequin et l'école de Lyon avaient expérimenté la cautérisation superficielle de la plaie, au moyen de l'azotate d'argent, ou du perchlorure de fer ; que Baudens avait essayé la glace, Guyot les bains d'air chaud, Batailhé les lotions alcooliques, d'autres les irrigations continues, nous-même la diaclasie, et la méthode d'aspiration intermittente, aucune de ces tentatives n'avait donné de résultats complets.

Les choses en étaient là, quand M. Jules Guérin, qui, lui aussi, mais dans un autre ordre d'idées que nous, poursuivait la solution du même problème, nous proposa d'expérimenter dans nos salles à l'Hôtel-Dieu son appareil d'*occlusion* pneumatique, destiné, dans la pensée de l'auteur, à *clore hermétiquement les plaies et à les soustraire à l'influence de l'air, aussi bien qu'à l'atmosphère putride due à la décomposition des liquides accumulés dans les pièces de pansement.*

Le procédé qu'il employait pour obtenir ce résultat consistait : 1° à *fermer exactement* la plaie, par des sutures et des bandelettes agglutinatives ; 2° à recouvrir le tout du manchon de caoutchouc, dont on extrayait l'air en le mettant en communication avec une cloche métallique de grande capacité et où le vide avait été fait d'avance.

Ce moyen d'occlusion avait quelque ressemblance avec celui dont nous avions fait usage autrefois, dans un but tout autre, celui d'*extraire de la plaie les liquides putréfiables.* Mais il possédait en plus une qualité précieuse *que nous avions vainement cherchée*, celle d'agir d'une manière continue. Cette qualité nous frappa vivement, et, bien que notre opinion sur la valeur de la méthode d'occlusion fût toute différente de celle de notre éminent confrère, nous résolûmes d'expérimenter son appareil dans les grandes amputations.

La première application eut lieu chez un homme avancé en âge et dans de très-mauvaises conditions de santé. Le succès fut néanmoins complet et rapide.

La deuxième n'eut pas les mêmes résultats, bien que le malade fût dans des conditions meilleures.

Dans la théorie de M. Guérin, cette différence de résultat ne s'expliquait pas; dans la nôtre, la cause en était évidente.

En effet, chez le premier malade, celui qui avait guéri, le pansement fait par nous-même l'avait été de manière à permettre l'écoulement facile des liquides non organisables fournis par la surface de la plaie, de sorte que ceux-ci, se trouvant aspirés au fur et à mesure de leur sécrétion, étaient entraînés dans la cloche pneumatique avant même d'avoir perdu toute leur vitalité.

Chez l'autre, au contraire (celui qui succomba), l'occlusion pratiquée par M. Guérin lui-même avait été faite exactement au moyen de nombreux points de suture, d'une carapace de bandelettes agglutinatives, et d'une enveloppe imperméable de gutta-percha, de sorte que les liquides ne pouvant s'échapper de la plaie s'y accumulèrent et devinrent, en se putréfiant, la cause des accidents toxiques auxquels le malade succomba.

Dans ces deux faits en apparence contradictoires, se trouvait donc la confirmation complète de notre théorie de l'intoxication; mais si l'*occlusion pneumatique* se trouvait en défaut, l'*appareil* imaginé pour la produire nous parut posséder un *mécanisme* précieux, dont nous résolûmes de faire usage pour réaliser l'*aspiration continue des liquides*. Ce mécanisme consistait dans l'emploi d'une capacité à parois rigides qui communiquant avec le manchon de caoutchouc, y entretenait le vide d'une manière durable; seulement, l'appareil employé par M. Guérin nous paraissant avoir plusieurs inconvénients graves, dus surtout à l'opacité de ses parois, à son volume et à la complication de son mécanisme, nous résolûmes de reprendre simplement l'appareil que nous avions imaginé en 1849 et d'y ajouter seulement un *gros flacon de 4 à 5 litres* pour servir d'intermédiaire entre le manchon de caoutchouc, et la pompe aspirante destinée à y faire le vide. Par ce moyen, quand le vide est opéré dans l'appareil, un double effet se produit : d'abord le manchon de caoutchouc dont les parois sont minces et flexibles s'affaisse sous le poids de l'atmosphère qui, comprimant ainsi le moignon d'une manière puissante et régulière, *en expulse tous les liquides non organisables ;* d'autre part, le flacon dont les parois rigides résistent au poids de l'air, maintient le vide dans son intérieur, et ce vide, exerçant une aspiration continue, entraîne dans sa capacité tous les liquides expulsés de l'intérieur du moignon aussi bien que ceux dont les pièces de pansement sont imprégnées. De cette manière se trouve annihilée la cause principale des accidents toxiques consécutifs aux amputations.

Depuis que nous avons adopté ce mode de pansement, nous avons pratiqué diverses amputations de cuisse, de jambe, de bras et d'avant-bras qui ont guéri avec une rapidité merveilleuse, non-seulement sans accidents graves, mais encore sans que les malades aient éprouvé même la fièvre traumatique.

Amputations des membres traitées par l'aspiration continue.

NUMÉROS.	NOM.	AGE.	LÉSION.	MEMBRE AMPUTÉ.	DATE DE L'OPÉRATION.	RÉSULTAT.	OBSERVATIONS.
1	Leclanchot	63 ans.	Arthrite suppurée.	Cuisse gauche.	18 juin 1866.	Guéri.	
2	Cattin.	17 ans.	Arthrite suppurée,	Cuisse gauche.	20 nov. 1866.	Guéri.	
3	Boucher.	16 ans.	Arthrite suppurée.	Cuisse gauche.	19 juill. 1867.	Guéri.	
4	Defassiaux.	26 ans	Arthrite suppurée.	Cuisse gauche.	21 juin 1867.	Guéri.	
5	Rôti	39 ans.	Arthrite fongueuse.	Cuisse droite.	9 oct. 1867	Guéri.	
6	Martel.	64 ans.	Arthrite suppurée.	Cuisse droite.	11 févr. 1868.	Mort.	Accidents d'infect. putride antérieurs à l'amputation, consécutifs à une ponction du genou.
7	Hosmnan.	22 ans.	Arthrite suppurée.	Cuisse gauche.	31 mars 1868.	Guéri.	Opéré dans le service de M. Laugier.
8	Chevreux.	32 ans.	Arthrite fongueuse.	Jambe gauche.	10 mai 1867.	Guéri.	
9	Collotte.	27 ans.	Arthrite suppurée.	Jambe droite.	19 juill. 1867.	Guéri.	
10	Latinois.	19 ans.	Arthrite suppurée.	Jambe droite.	31 mars 1867.	Guéri.	
11	Pasquet.	33 ans.	Arthrite suppurée double.	Les deux jambes.	22 mai 1867.	Mort.	Épuisement et résorption putride antérieure.
12	Bachellerie.	30 ans.	Arthrite du poignet.	Avant-bras gauche.	26 oct. 1867.	Guéri.	
13	Perrin	28 ans.	Fracture compliquée.	Résection du tibia gauche.	30 déc. 1867.	Guéri.	
14	Thuillier.	16 ans	Fracture compliquée.	Résection du tibia gauche.	21 juin 1867.	Guéri.	

PARIS. — IMP. SIMON RAÇON ET COMP., RUE D'ERFURTH, 1.

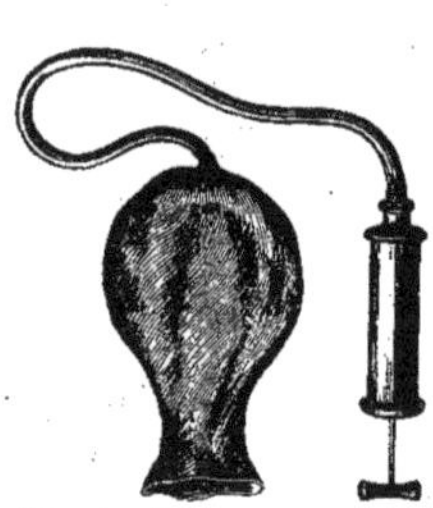

Nº 1. — Appareil aspirateur simple, imaginé et appliqué en 1849, à l'hôpital Cochin, par M. Maisonneuve.

a Manchon de caoutchouc.
b Pompe aspirante.

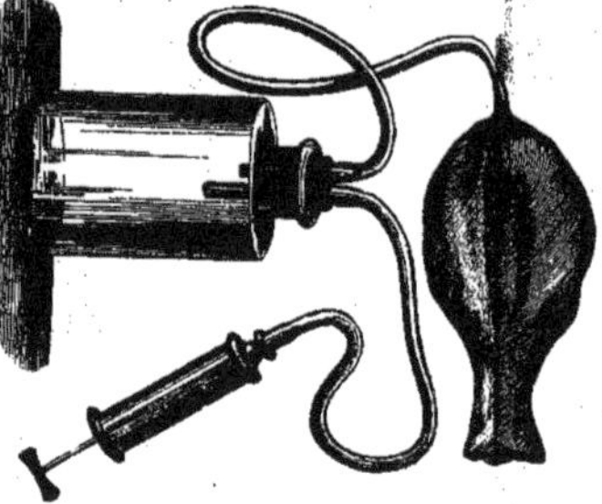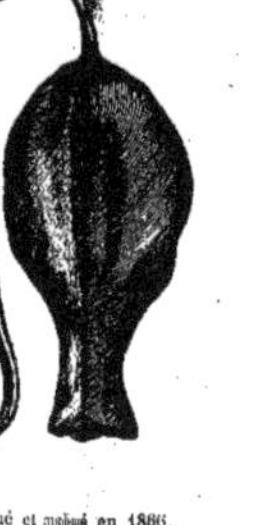

Nº 2. — Appareil aspirateur à effet continu, imaginé et appliqué en 1866, à l'Hôtel-Dieu, par M. Maisonneuve.

a Manchon de caoutchouc.
b Pompe aspirante.
c Flacon de verre intermédiaire à la pompe et au manchon.

Nº 7. — Cupule pour l'aspiration utérine.

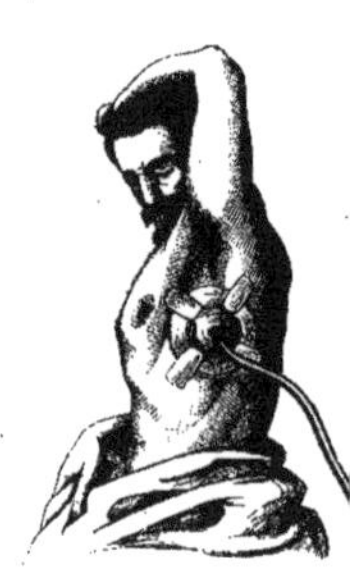

Nº 8. — Cupule pour aspiration axillaire.

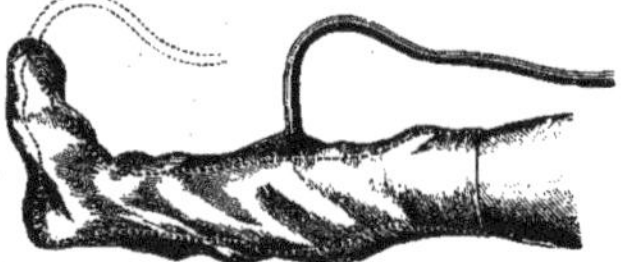

Nº 3. — Manchon pour jambe et pied.

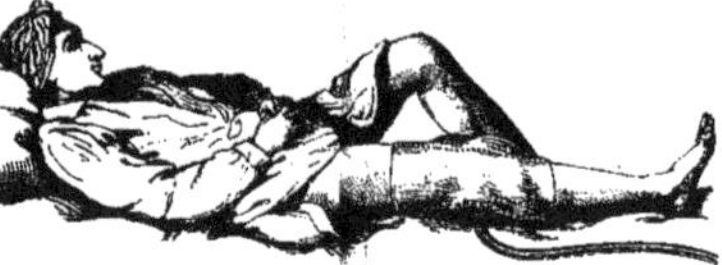

Nº 4. — Manchon à deux orifices pour genou.

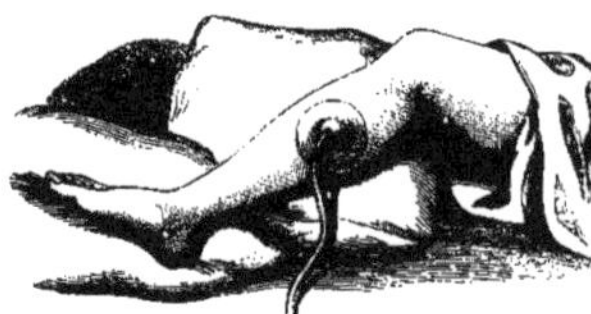

Nº 10. — Cupule pour abcès de la jambe.

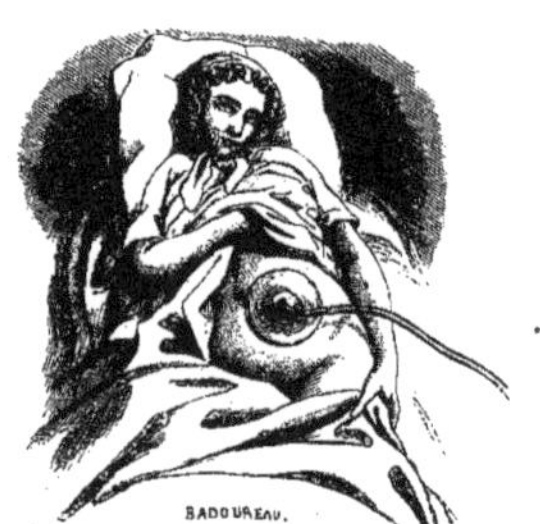

Nº 9. — Cupule pour aspiration abdominale. Kystes de l'ovaire ascite. Kystes du foie, etc.

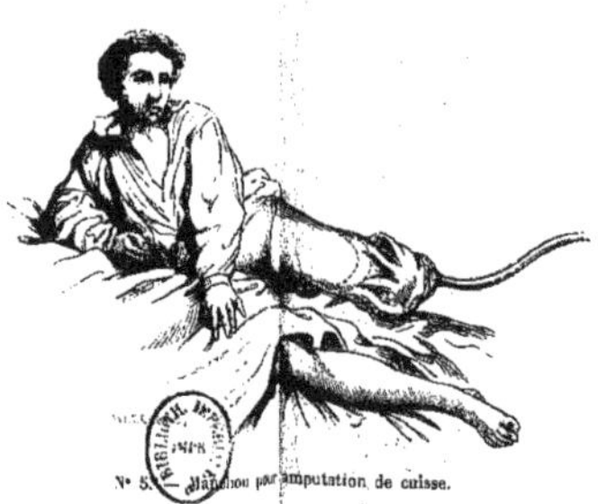

Nº 5. — Manchon pour amputation de cuisse.

Nº 6. — Manchon pour amputation de bras.

Obs. 1re. — *Arthrite suppurée du genou gauche. — Amputation de la cuisse. — Emploi des lotions alcooliques et de l'appareil pour l'occlusion pneumatique. — Guérison.*

Léclanchot (Jacques), âgé de 63 ans, marchand ambulant, se présenta à l'Hôtel-Dieu, le 12 mai 1866, pour y être traité d'une tumeur blanche du genou gauche. Cette affection, encore de date récente, puisqu'elle remontait à peine à 8 mois, avait fait des progrès rapides et déterminait d'horribles douleurs. Bien que dès le premier jour on eût reconnu l'existence d'une suppuration intra-articulaire, on crut devoir tenter l'action des moyens résolutifs. Le malade fut soumis à l'usage de l'iodure de potassium ; le membre fut parfaitement immobilisé, on exerça sur l'articulation une compression douce et méthodique. Malgré l'emploi de ces moyens, il ne se produisit aucune amélioration ; loin de là, l'état général déjà fort ébranlé s'altéra de plus en plus, au point qu'on dut hésiter à proposer l'amputation, de crainte que le malade ne pût la supporter. Après mûres réflexions cependant, l'opération fut décidée et exécutée, le 18 juin 1866, de la manière suivante :

Le malade étant soumis au chloroforme, M. Maisonneuve tailla d'abord par transfixion un large lambeau externe ; dans un deuxième temps, il fit la section du fémur ; puis, reprenant le couteau, il acheva l'opération en taillant à plein tranchant un large lambeau interne.

Les ligatures furent ensuite pratiquées avec soin, la plaie lavée avec l'alcool à 40°, puis essorée avec un linge sec. Ses lèvres furent rapprochées mollement et maintenues au moyen de quatre points de suture très-espacés ; on appliqua de suite sur le moignon des compresses longuettes, puis une bande circulaire, le tout imbibé d'une solution de permanganate de potasse. Ceci étant fait, M. Jules Guérin qui avait proposé d'expérimenter devant les élèves son appareil d'occlusion pneumatique, voulut bien en faire l'application : il coiffa d'a-

bord le moignon couvert de son pansement, d'un bonnet de
caoutchouc vulcanisé muni de son tube ; il adapta ensuite ce tube
à un cylindre en cuivre de quarante litres environ de capacité dans lequel le vide avait été préalablement fait à 0,75,
environ. Aussitôt que l'on eut tourné le robinet du cylindre pour établir la communication entre les deux capacités,
l'air contenu dans le bonnet de caoutchouc fut vivement
aspiré, et les parois élastiques du manchon vinrent s'appliquer avec exactitude sur le moignon, en exerçant sur lui une
compression douce et régulière. Chaque jour, à la visite, le
pansement fut renouvelé dans ses couches superficielles, et
dès le troisième jour, on put, en enlevant quelques bandelettes, constater que la réunion était parfaite dans toute l'é-
tendue de la plaie, sauf en deux points qui étaient restés
ouverts et par lesquels s'était écoulée une certaine quantité
de liquides sanieux et purulents. Aucun accident fébrile ou
autre ne se manifesta. Le sixième jour, on enleva les fils
des sutures, et vers le douzième jour, les fils à ligature
furent éliminés spontanément.

Cette cicatrisation obtenue si rapidement ne s'est pas dé-
mentie, seulement les deux trajets fistuleux ont persisté
plusieurs mois; mais la santé générale est redevenue parfaite, et le malade s'exerce à marcher avec son cuissard.

Obs. 2e. — *Arthrite fongueuse du genou. — Amputation de la
cuisse. — Emploi des lotions à alcool et de l'occlusion pneumatique. — Mort en quatre jours.*

Morellet, âgé de 40 ans, était atteint depuis 2 ans d'une tumeur blanche fongueuse du genou droit, pour laquelle il
avait subi sans résultat de nombreux traitements dans divers
hôpitaux. Sa constitution néanmoins était peu altérée, il avait
conservé l'appétit et le sommeil, la poitrine n'inspirait aucune
inquiétude, et si ce n'eût été la maladie du genou, cet homme
pouvait être considéré comme en bonne santé.

Mais l'affection du genou existait depuis longtemps, rien n'y avait jusqu'alors apporté d'amélioration, et depuis un mois qu'il était à l'Hôtel-Dieu, les choses n'avaient aucunement changé. Dans ces conditions, le malade réclamait avec instance l'amputation.

La prompte guérison, obtenue chez le malade précédent, engagea M. Maisonneuve à céder à son désir, et l'opération fut résolue pour le 28 septembre 1866. M. Guérin, qui, malgré l'excellent résultat obtenu dans le cas précédent, ne trouvait pas que l'occlusion eut été faite assez exactement, demanda à faire de nouveau l'application de son appareil; il désira, en outre, que l'opération fût exécutée suivant ses indications, et que le pansement lui fût entièrement confié, ce qui lui fut accordé.

L'amputation pratiquée par M. Maisonneuve fut exécutée par le procédé à 2 lambeaux. Ceux-ci, sur la demande de M. Guérin, furent tenus assez courts pour qu'il ne restât aucun vide entre eux quand on rapprocherait leurs bords.

M. Guérin se mit alors en devoir d'exécuter le pansement, il rapprocha les lèvres des 2 lambeaux, les affronta; puis, au moyen de 12 points de suture, il les fixa dans cette position; plusieurs fois en lui voyant faire cette manœuvre, M. Maisonneuve essaya, mais en vain, de l'en dissuader, lui faisant part des inconvénients graves qu'il avait vu résulter d'une occlusion rigoureuse dans la réunion dite par 1re intention.

Par-dessus cette suture, M. Guérin appliqua une série de bandelettes de diachylon formant carapace, puis des compresses imbibées d'une solution de permanganate de potasse, puis une lame très-mince de gutta-percha, puis enfin une bande destinée à fixer le tout.

C'est sur ce pansement que fut ensuite appliqué le manchon de caoutchouc dont le tube fut mis en communication avec la cloche pneumatique.

Aussitôt, l'air contenu dans le manchon fut aspiré par le vide de la cloche; le manchon comprimé par l'atmosphère plus dense s'affaissa et se moula sur le moignon qu'il comprimait.

Pendant la nuit le malade eut de l'agitation, il éprouva dans le moignon quelques douleurs, qui s'accentuèrent davantage le lendemain, 29 septembre. Le pansement superficiel n'ayant rien révélé de remarquable, M. Guérin réappliqua l'appareil, et donna quelques calmants; le surlendemain 30, le malade était plus agité, il avait de la fièvre, absence complète d'appétit, de la soif, le moignon ne présentait encore à la surface rien d'extraordinaire.

Mais le 1er octobre, à la visite, le malade, qui avait eu un frisson de plus d'une heure pendant la nuit, était en proie à une fièvre violente; le pouls était à 130, le visage profondément altéré, les forces entièrement prostrées.

L'appareil d'occlusion fut enlevé complétement, on découvrit le moignon qui était tendu et fluctuant. On se mit en devoir d'enlever les points de suture ; et à peine les premiers furent-ils divisés, qu'il s'échappa de la plaie un flot de liquide sanieux et fétide mêlé de quelques gaz.

Le soir même le malade succombait, malgré l'emploi des toniques et des antiputrides.

Ce fait malheureux m'affligea profondément, mais ne me surprit pas. Il n'était au contraire que trop cruellement logique.

L'occlusion de la plaie avait été parfaite, et la suppression de l'air autour du moignon avait atteint la dernière limite du possible. Pour nous la méthode de l'occlusion pneumatique était radicalement jugée; elle était non-seulement impuissante à prévenir les accidents, mais encore elle était éminemment dangereuse, au même titre, du reste, que la fameuse méthode de réunion par 1re intention qui a causé tant de désastres.

Mais, quelque désastreux qu'il fût, ce second fait n'enlevait rien à la signification du précédent. Au contraire, il la rendait plus éclatante encore ; il démontrait surabondamment que ce n'était pas au contact de l'air que devaient être attribués les accidents traumatiques, mais bien à l'intoxication produite par la rétention des liquides morts au sein des tissus vivants.

Cette conviction, nous l'avions exprimé depuis longtemps

dans notre clinique chirurgicale[1], nous en avions fait récemment l'objet d'une communication à l'Institut, mais les moyens de parer à cette intoxication n'avaient pas jusqu'alors répondu à nos désirs, aussi fûmes-nous heureux de trouver, dans l'appareil employé pour l'occlusion, un mécanisme propre à réaliser notre but. Ce mécanisme qui, dans la méthode de l'occlusion, avait pour objet principal de clore plus exactement la plaie et de soustraire la partie malade à l'influence de l'air, nous parut pouvoir être utilisé avec avantage pour extraire des profondeurs des plaies anfractueuses les liquides morts et produire leur élimination définitive dans un réservoir où il est facile d'en neutraliser les propriétés malfaisantes.

En effet, si, par le fait du vide produit dans le bonnet de caoutchouc, le poids de l'air exerce une compression douce qui maintient exactement le contact des lèvres de la plaie, il peut aussi expulser des anfractuosités de cette plaie les liquides morts qui s'y trouvent, surtout quand à cette pression s'ajoute cette succion puissante exercée par le vide. Mais pour cela faut-il encore une condition essentielle, c'est qu'au lieu d'être hermétiquement close par des sutures et des bandelettes agglutinatives, comme dans la méthode de l'occlusion, cette plaie reste suffisamment ouverte pour que rien ne puisse empêcher les liquides de sortir.

D'une autre part, du moment que l'aspiration des liquides devient le but essentiel de l'appareil, il est indispensable que les parois de la capacité vide soient transparentes afin qu'à chaque instant le chirurgien puisse s'assurer *de visu* du fonctionnement de l'appareil, reconnaître la quantité et la qualité des liquides aspirés, ce qui était complétement impossible avec la cloche métallique, et ce qui du reste n'avait absolument aucun intérêt dans la méthode de l'occlusion.

Nous fîmes en conséquence disposer des appareils fort simples et très-portatifs, consistant en un simple flacon de 4 à 5

---

[1] *Clinique chirurgicale*, 1865, t. Ier, p. xvii.

litres, dont le bouchon, percé de 2 trous, recevait d'une part le tube du manchon de caoutchouc, de l'autre part un tube attenant à une petite pompe aspirante destinée à faire le vide. C'est cet appareil que nous avons désigné sous le nom d'*appareil aspirateur*, et dont nous faisons désormais un usage journalier, non-seulement dans les cas d'amputation, mais encore dans les abcès profonds, simples ou par congestion, les hydropisies diverses, articulaires ou viscérales, les kystes de l'ovaire, les fractures compliquées et généralement toutes les affections où l'indication se présente d'extraire des liquides profondément situées.

Obs. 3ᵉ. — *Tumeur blanche suppurée du genou. — Amputation de la cuisse. — Lotions alcooliques. — Aspiration continue. — Guérison.*

Cattin (Sébastien), 17 ans, domestique, entre à l'Hôtel-Dieu le 22 janvier 1866, pour y être traité d'une tumeur blanche du genou gauche. Pendant près de dix mois, le malade fut soumis à de nombreuses médications, tant internes qu'externes, telles que vésicatoires, cautérisation transcurrente, badigeonnage à la teinture d'iode, frictions, bains sulfureux, préparations iodurées, ferrugineuses, bromurées, amères, etc.

Loin de s'amender, le mal ne fit que devenir plus grave, les douleurs surtout devinrent intolérables. Voyant que l'état général se détériorait chaque jour, que la poitrine était déjà gravement compromise, M. Maisonneuve jugea qu'il était urgent de proposer l'amputation de la cuisse.

Cette opération fut pratiquée le 21 octobre 1866 par la méthode à deux lambeaux. Les vaisseaux fémoraux placés dans le lambeau interne, ne furent coupés qu'à l'extrémité même de ce lambeau, et la ligature ne fut appliquée scrupuleusement que sur l'artère.

Une fois le sang étanché, la plaie fut nettoyée avec soin, puis lavée largement avec l'alcool. Ses lèvres, doucement maintenues par une bande roulée et des bandelettes de diachylon, furent recouvertes de quelques compresses trempées dans la teinture d'arnica ; enfin, par-dessus ce pansement, M. Maisonneuve fit l'application de son nouvel appareil pour *l'aspiration continue*[1].

A peine quelques coups de piston eurent-ils été donnés, que le manchon s'affaissa sur le moignon en s'y moulant exactement. En même temps on vit couler dans le flacon les liquides aromatiques, dont les bandes étaient imbibées, puis ces liquides mêlés de sang.

Le lendemain, à la visite, le malade était dans l'état le plus satisfaisant ; il n'avait pas eu de fièvre, il avait eu de l'appétit, un bon sommeil, l'aspiration avait fonctionné régulièrement, ainsi que l'attestait la quantité de liquides sanieux contenus dans le flacon, le malade lui-même l'avait activée deux ou trois fois en donnant quelques coups de piston à la pompe. Le troisième jour le bonnet de caoutchouc ayant été enlevé, on put s'assurer que le moignon était dans les meilleures conditions, déjà même les lèvres de la plaie étaient en grande partie agglutinées, le pansement fut renouvelé seulement dans les pièces les plus superficielles, et, comme le premier jour, les compresses qui couvraient les plaies furent imbibées de teinture d'arnica. L'appareil aspirateur fut ensuite réappliqué, pour n'être enlevé définitivement que le quinzième jour, alors que la cicatrisation était complète, sauf 2 points fistuleux par lesquels sortirent bientôt les nœuds des fils à ligature.

Pendant tout ce temps l'état général s'était notablement amélioré, les sueurs nocturnes avaient cessé, la toux était moins fréquente. Cet état continua jusqu'à la fin de décembre. Le malade, entièrement guéri de son amputation, était désigné pour aller passer sa convalescence à Vincennes ; mais, le 2 janvier, après un refroidissement, il fut pris d'une pleurésie du côté droit. Les accidents tuberculeux reparuren

---

[1] Voir le dernier paragraphe de l'observation n° 2.

plus menaçants et marchèrent avec une telle rapidité que le malade succomba le 22 janvier 1867, sans toutefois qu'il se fût rien manifesté du côté du moignon dont la cicatrisation resta intacte.

Obs. 4e. — *Arthrite suppurée du genou gauche.* — *Amputation de la cuisse.* — *Emploi de l'aspiration continue.* — *Gué-rison.*

Defassiaux (Joseph), âgé de 26 ans, vint à l'Hôtel-Dieu le 24 avril 1867 pour y être traité d'une tumeur blanche du genou gauche. Après divers traitements essayés inutilement pendant près de 2 mois, l'amputation de la cuisse fut jugée nécessaire et pratiquée le 21 juin par la méthode à 2 lambeaux. Après les ligatures des artères, la plaie fut lavée à l'alcool pur, puis essuyée. Les lambeaux furent ensuite rapprochés à leur base au moyen d'une bande circulaire, et leurs bords maintenus au moyen de quatre bandelettes de diachylon, après quoi l'on appliqua l'appareil aspirateur. La nuit même de l'opération, le malade dormait d'un sommeil paisible. Le lendemain, à la visite, il était absolument sans fièvre, le flacon de l'appareil contenait environ cent grammes de liquides provenant tant de l'intérieur du moignon que des pièces extérieures du pansement, lesquelles avaient été imbibées de teinture d'arnica. Ce liquide, de couleur brunâtre, avait peu d'odeur. Quant au moignon lui-même, on ne crut pas devoir le mettre à nu ; M. Maisonneuve se contenta d'enlever momentanément le manchon de caoutchouc pour arroser les pièces du pansement de teinture d'arnica, puis l'appareil fut remis en place. Le 23 juin, 5e jour, le malade étant toujours exempt de fièvre et dans les meilleures conditions, on ne toucha même pas à l'appareil, si ce n'est pour vider le flacon des liquides sanguinolents qu'il contenait. Il en fut de même chaque matin jusqu'au 29, 8e jour, où le pansement fut complétement renouvelé. Déjà les lambeaux étaient en grande partie soudés ; il restait seulement 3 ou 4 points où la réunion n'existait pas et d'où suintait du pus en petite quantité, venant probablement des ligatures d'artère.

Du reste, l'état du malade était excellent : l'appétit et le sommeil ne laissaient rien à désirer. Le 8 juillet, on enleva définitivement l'appareil, et l'on se borna à un pansement simple avec solution d'acide phénique au centième. Pendant 8 jours encore il s'écoula un peu de pus par les 5 orifices fistuleux ; puis ceux-ci se fermèrent. Enfin, le 16 août, le malade sortait de l'hôpital, entièrement guéri.

Obs. 5e. — *Arthrite suppurée du genou et nécrose du tibia gauche. — Amputation de la cuisse. — Emploi de l'aspiration continue. — Guérison.*

Boucher (Charles), âgé de 16 ans, vint à l'Hôtel-Dieu le 5 juillet 1867, pour y être traité d'une nécrose de la presque totalité du tibia gauche avec pénétration du pus dans l'articulation du genou. Dans ces conditions, M. Maisonneuve pensa que l'amputation était l'unique ressource et y procéda le 10 juillet. Elle eut lieu d'après la méthode à lambeaux, pendant le sommeil chloroformique. Après les ligatures faites, la plaie fut lavée à l'alcool, puis essuyée avec soin. Les deux lambeaux furent ensuite juxtaposés, soutenus à leur base par une petite bande circulaire, puis leurs bords mis en contact par quatre bandelettes de diachylon. Le moignon fut ensuite recouvert de gâteaux de charpie imbibée de teinture d'arnica et de légères compresses, après quoi il fut soumis à l'aspiration continue. Sous l'influence de ce pansement la plaie d'amputation se cicatrisa avec promptitude et sans même qu'il se manifestât le moindre mouvement de fièvre. Chaque matin on renouvelait le pansement extérieur, on vidait le flacon des liquides sanguinolents qu'il contenait et dont la quantité diminuait chaque jour, enfin le 25 juillet les ligatures étant tombées, on se contenta d'un simple pansement à la charpie sèche.

Le 9 septembre, le malade sortait de l'hôpital, deux mois à peine après l'opération.

Obs. 6ᵉ. — *Arthrite fongueuse du genou droit. — Amputation de la cuisse. — Emploi de l'aspiration continue. — Guérison.*

Rôti (Victor), âgé de 59 ans, chiffonnier, fut admis à l'Hôtel-Dieu le 28 septembre 1867, pour une tumeur blanche suppurée du genou droit ; le malade était en outre dans un état d'émaciation et d'épuisement extrême qui fit hésiter d'abord à proposer l'amputation. Elle eut lieu cependant le 9 octobre par la méthode à 2 lambeaux, les ligatures furent faites avec le plus grand soin, les fils furent coupés au ras du nœud, la plaie fut ensuite lavée avec de l'alcool pur, puis essuyée avec un linge sec et les deux lambeaux rapprochés exactement. Les bords de la plaie furent maintenus par quelques bandelettes de diachylon, suffisamment espacées pour permettre l'écoulement facile des liquides qui devaient suinter de la plaie. On recouvrit ensuite le moignon de charpie imbibée de teinture d'arnica coupée et de quelques compresses trempées dans le même liquide, ensuite on appliqua l'appareil aspirateur.

Aux premiers coups de piston de la pompe, les liquides du pansement, mêlés déjà d'un peu de sang, s'écoulèrent dans le flacon ; dans la journée ce fut plus particulièrement du sang noirâtre, qui, se trouvant mêlé avec les liquides alcooliques, ne prit pas d'odeur.

Pendant douze jours le même pansement fut continué avec soin. La plaie paraissant cicatrisée, on crut devoir supprimer l'appareil. Mais les jours suivants, la rétraction des chairs amena l'os près de la surface, bientôt il rompit la cicatrice. On fut obligé de remettre l'appareil, ce qui n'empêcha pas qu'une suppuration s'établît autour de l'extrémité osseuse et que celle-ci se nécrosât superficiellement. Cet incident retarda la guérison complète de plus de six semaines, mais sans donner lieu à aucune crainte pour la vie. Enfin, le 26 décembre, la virole osseuse se détacha et la cicatrice ne tarda pas à s'effectuer. Toutefois le malade n'est sorti de l'hôpital que le 22 mai de l'année 1868.

Obs. 7ᵉ — *Arthrite suppurée du genou droit. — Amputation de la cuisse. — Application de l'aspiration continue. — Mort par suite des accidents d'infection putride antérieurs à l'amputation.*

Martel (Françoise), femme de journée, âgée de 64 ans, entra à l'Hôtel-Dieu, le 28 janvier 1868, pour une tumeur blanche avec épanchement considérable dans l'articulation du genou droit. Une ponction exploratrice fut pratiquée-le 31 janvier avec un trocart fin et donna issue à un pus séreux. Après l'évacuation de ce pus, la plaie fut fermée au moyen d'un morceau de sparadrap de diachylon. Quelques jours se passèrent sans accidents, mais vers le 5 février le genou se tuméfia, devint tendu et douloureux, il survint de la fièvre, de la diarrhée. Évidemment la malade se trouvait sous le coup d'une résorption putride. L'amputation fut proposée et exécutée le 11 février par la méthode circulaire. La plaie d'amputation fut, après les ligatures, lavée largement à l'alcool puis rapprochée au moyen de bandelettes de sparadrap. Des gâteaux de charpie imbibée de teinture d'arnica, soutenus par quelques compresses et une bande, complétèrent le pansement, et le tout fut enveloppé du bonnet de caoutchouc pour l'aspiration continue. Les premiers jours se passèrent assez bien, seulement la diarrhée persistait, le soir il y avait toujours un peu de fièvre. Vers le 20 février les accidents, au lieu de céder aux divers moyens employés pour les combattre, augmentèrent d'intensité, les forces s'affaiblirent ; et bien que l'état de la plaie d'amputation eût conservé un aspect satisfaisant, la malade s'éteignit le 1ᵉʳ mars, 20 jours après l'opération.

Obs. 8e. — *Arthrite fongueuse du genou gauche.* — *Amputation de la cuisse.* — *Application de l'aspiration continue.* — *Guérison.*

Hosmann (Philippe), âgé de 22 ans, entra à l'Hôtel-Dieu le 27 juillet 1867, dans le service de M. Laugier, pour y être traité d'une tumeur blanche suppurée du genou gauche, datant de plus de 5 ans. Après un long séjour à l'hôpital, l'état du malade ne faisant que s'aggraver, l'amputation de la cuisse fut décidée et, en l'absence de M. Laugier, exécutée par M. Maisonneuve le 31 mars 1868, d'après la méthode circulaire. Les ligatures ayant été faites avec soin, la plaie fut ensuite lavée à l'alcool pur, puis ses lèvres rapprochées et maintenues avec quelques bandelettes de diachylon; on fit ensuite un pansement extérieur avec des gâteaux de charpie imbibée de teinture d'arnica, et par-dessus on appliqua l'appareil aspirateur qui fut enlevé chaque jour pour être vidé des liquides qu'il contenait jusqu'au 9 avril où on le supprima.

Aucun accident ne vint traverser la guérison; et le 30 avril, un mois juste après l'opération, le malade n'attend plus qu'une jambe de bois pour sortir de l'hôpital.

Obs. 9e. — *Amputation de la jambe gauche au tiers supérieur.* — *Aspiration continue.* — *Guérison.*

Chevreux (Rose), 32 ans, vient à l'Hôtel-Dieu, le 9 mai 1867, pour une tumeur blanche suppurée de l'articulation tibiotarsienne gauche; elle avait épuisé auparavant tous les moyens de traitement et savait qu'il n'y avait plus pour elle de ressource que dans l'amputation. Tel fut aussi l'avis de M. Maisonneuve. Aussi l'opération fut-elle pratiquée dès le lendemain de son entrée, le 10 mai 1867, par la méthode circulaire, au tiers supérieur de la jambe. Après les ligatures, la plaie fut lavée à l'alcool, les bords rapprochés doucement par deux bandelettes agglutinatives, on appliqua ensuite des gâteaux de charpie imbibés de teinture d'arnica et soutenus par des compresses longuettes ; enfin, quand la malade fut remise dans son lit, on appliqua l'appareil aspirateur, qui fut continué pendant quinze jours, avec la précaution de le visiter chaque matin, pour renouveler le pansement, et débarrasser le flacon des liquides sanguinolents qui s'étaient écoulés du moignon. Aucun accident ne vint traverser la guérison, la malade n'eut même pas un instant de fièvre et, le 13 juillet, elle sortait de l'hôpital avec sa jambe de bois.

Obs. 10ᵉ. — *Amputation de la jambe gauche. — Aspiration continue. — Guérison.*

Colotte (Nicolas), 57 ans, fut admis à l'Hôtel-Dieu, le 22 juin 1867, pour y être traité d'une tumeur blanche suppurée de l'articulation tibio-tarsienne du côté droit ; après un mois de traitement explorateur, la santé générale ayant décliné d'une manière sensible, l'amputation fut résolue, elle fut pratiquée par la méthode à lambeaux, le 19 juillet, au tiers supérieur de la jambe. Après les ligatures et les lotions alcooliques, le pansement fut fait simplement au moyen de quelques bandelettes de diachylon, puis on appliqua l'appareil aspirateur ; celui-ci fut levé chaque jour pour visiter le moignon et débarrasser le flacon des liquides qui s'y étaient accumulés. Le 3 août, les fils à ligature ayant été éliminés, on supprima l'aspiration pour se contenter du pansement à l'acide phénique qui fut continué jusqu'à guérison.

Aucun incident ne vint contrarier cette cure, le malade n'eut pas même la fièvre traumatique, il sortit de l'hôpital, le 7 septembre, entièrement guéri.

Obs. 11ᵉ. — *Amputation de la jambe gauche, au tiers inférieur. — Aspiration continue. — Guérison.*

Latinois (Marie-Louise), 19 ans, entre à l'Hôtel-Dieu, le 28 mars 1868, pour une arthrite suppurée de l'articulation tibio-tarsienne gauche, qu'elle porte depuis deux ans.

Le mardi 31 mars, l'amputation ayant été jugée nécessaire, fut pratiquée par la méthode circulaire. Après avoir fait les ligatures, on lava la plaie à l'alcool, et l'on réunit ses bords au moyen de trois bandelettes de diachylon, puis on appliqua le pansement simple, et par-dessus le tout l'appareil aspirateur. Les dix premiers jours se passèrent sans le moindre accident, il n'y eut pas de fièvre, pas d'agitation, l'appareil fonctionnait régulièrement. Chaque jour on levait le manchon pour voir si tout était en ordre, et l'on vidait le flacon des liquides sanguinolents qu'il contenait.

Le dixième jour, après un transport intempestif de la malade d'un lit à un autre, il y eut un peu de fièvre. On remarqua que, par le fait d'une bandelette circulaire, un peu de pus était retenu dans le moignon, on supprima cette bandelette et depuis lors la fièvre ne s'est pas renouvelée, et la malade entièrement guérie sort le 28 mai 1868.

OBS. 12ᵉ. — *Fracture compliquée de la jambe gauche. — Appareil plâtré. — Aspiration continue. — Guérison.*

Germain (Édouard), âgé de 20 ans, fut apporté à l'Hôtel-Dieu, salle Saint-Jean, n° 20, pour une fracture de la jambe gauche, avec plaie donnant issue au fragment supérieur du tibia. Le 5 février à la visite du matin, M. Maisonneuve, ayant réduit la fracture, appliqua pour la maintenir, son appareil plâtré, composé de compresses longuettes imprégnées de plâtre liquide. Après la dessiccation de cet appareil, la plaie laissée à découvert, fut pansée avec de la charpie imbibée de teinture d'arnica, puis enveloppée du manchon de l'appareil aspirateur. Pendant les premiers jours, l'aspiration entraîna une certaine quantité de sang, puis de la suppuration sanieuse, puis enfin de la suppuration franche. Chaque jour on examina la plaie qui se détergea promptement et marcha rapidement vers la cicatrisation, sans que le malade eut un instant de fièvre. Le 19, la cicatrice étant presque entièrement terminée, le manchon fut supprimé et l'on se contenta du pansement avec la teinture d'arnica. La consolidation marcha de la manière la plus régulière comme s'il se fut agi d'une fracture simple, et, le 21 mars, le malade quittait l'hôpital pour aller à la maison de convalescence de Vincennes.

Obs. 13ᵉ. — *Vaste abcès de la cuisse gauche, resté fistuleux après ouverture. — Aspiration continue. — Guérison.*

X..., âgé de ...., vint à l'Hôtel-Dieu le.... pour un énorme abcès de la partie supérieure de la cuisse gauche. Ce membre avait acquis un volume presque double de celui de l'autre côté, mais ce volume était régulier et sans bosselure ; du côté du rachis, on ne remarquait aucune déviation, aucune saillie ou dépression, les mouvements de l'articulation étaient libres. M. Maisonneuve fit d'abord une ponction qui donna issue à une énorme quantité de pus normal, mais l'ouverture de la ponction, au lieu de se fermer, restr fistuleuse, le pus devenait séreux et fétide. Il devint urgent d'en produire l'évacuation. C'est alors que M. Maisonneuve se décida à faire l'application de son appareil aspirateur, en se servant au lieu du manchon, d'une capsule en bois analogue aux biberons. Cette application eut un plein succès, l'abcès se vida complétement dans le flacon, et après 5 jours de l'application de l'appareil, le malade se trouvait complétement guéri.

Obs. 14ᵉ. — *Plaie pénétrante du genou. — Accidents graves d'inflammation articulaire. — Aspiration continue. — Guérison.*

Lendormi, 45 ans, fut admis à l'Hôtel-Dieu, le 6 octobre 1868 pour une plaie pénétrante de l'articulation du genou. Il raconta que dans une rixe il reçut un coup de couteau dans le genou, que d'abord il n'y fit qu'une médiocre attention, et qu'il continua à marcher pendant une demi-heure. C'est le soir seulement qu'il comprit que cette blessure pouvait être grave, le lendemain matin il se décida à entrer à l'Hôtel-Dieu. A la visite, M. Maisonneuve trouva le genou tendu, rouge et douloureux ; sur le côté interne, à deux centimètres du bord de la rotule, existait une plaie oblique longue d'un centimètre et demi, d'où suintait de la synovie.

On se contenta d'abord d'appliquer six ventouses scarifiées et des cataplasmes émollients. Mais le lendemain, les accidents inflammatoires devenant plus menaçants, M. Maisonneuve appliqua l'aspiration continue, en employant, au lieu d'un manchon, une simple capsule de caoutchouc de cinq centimètres de diamètre. Cet appareil simple fonctionna parfaitement, la synovie fut aspirée, le gonflement du genou disparut, la rougeur, la douleur et tous les autres phénomènes inflammatoires cessèrent rapidement, et le 15 octobre le malade put être considéré comme guéri.

Nous ferons remarquer que la simple capsule, dont nous avons fait usage dans ces deux dernières circonstances, remplace parfaitement le manchon de caoutchouc pour tous les cas où il s'agit d'extraire un liquide d'une cavité profonde, et de plus est d'une application infiniment plus simple et plus facile. Dans toutes les hydropisies articulaires, dans l'hydrothorax, les kystes divers, les abcès par congestion, elle nous a rendu et est appelée à rendre d'éminents services.

Les faits que nous venons de rapporter démontrent surabondamment quelle puissance possède la méthode d'*aspiration continue* pour l'élimination des liquides morts dans les traumatismes les plus graves, et surtout dans les grandes amputations des membres.

Ils lui assignent sans contredit le premier rang parmi ces méthodes précieuses d'*élimination* qui comptaient déjà celles des pansements absorbants, — des contre-ouvertures — du drainage — de la compression expulsive — de l'irrigation continue, et dont l'expérience des siècles avait consacré les avantages. Mais ils mettent surtout en évidence la vérité et la fécondité de cette doctrine de l'intoxication que nous nous efforçons, depuis nombre d'années, de substituer dans la science chirurgicale à l'ancienne théorie si vague et si stérile de l'irritation.

PARIS. — IMP. SIMON RAÇON ET COMP., RUE D'ERFURTH, 1.

PARIS. — IMP. SIMON RAÇON ET COMP., RUE D'ERFURTH, 1.

www.ingramcontent.com/pod-product-compliance
Ingram Content Group UK Ltd.
Pitfield, Milton Keynes, MK11 3LW, UK
UKHW022239070726
13613UKWH00005B/2018